BEI GRIN MACHT SICH IHR
WISSEN BEZAHLT

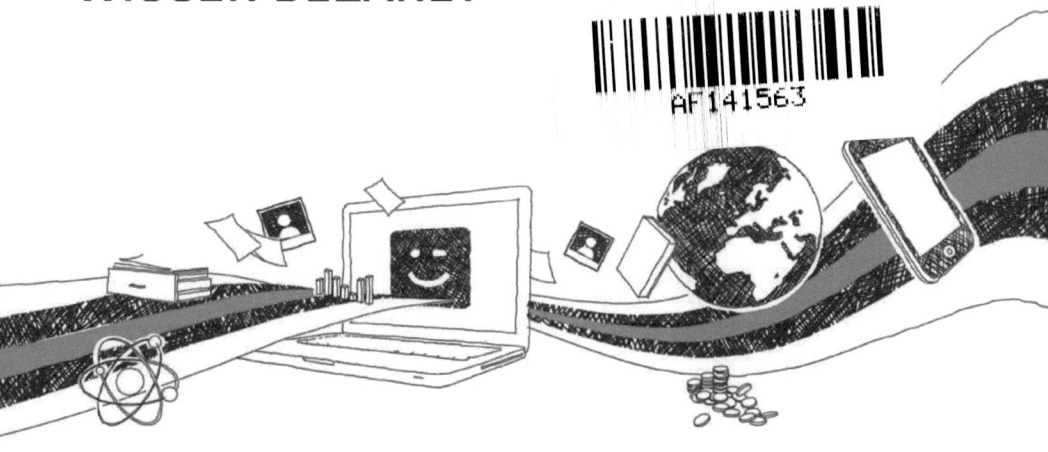

- Wir veröffentlichen Ihre Hausarbeit,
  Bachelor- und Masterarbeit

- Ihr eigenes eBook und Buch -
  weltweit in allen wichtigen Shops

- Verdienen Sie an jedem Verkauf

Jetzt bei www.GRIN.com hochladen
und kostenlos publizieren

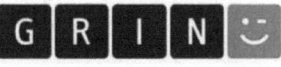

Tobias Zender

Ungleichheit und Gesundheit. Gesundheit und Migration

GRIN Verlag

Bibliografische Information der Deutschen Nationalbibliothek:

Die Deutsche Bibliothek verzeichnet diese Publikation in der Deutschen National-
bibliografie; detaillierte bibliografische Daten sind im Internet über http://dnb.d-
nb.de/ abrufbar.

Dieses Werk sowie alle darin enthaltenen einzelnen Beiträge und Abbildungen
sind urheberrechtlich geschützt. Jede Verwertung, die nicht ausdrücklich vom
Urheberrechtsschutz zugelassen ist, bedarf der vorherigen Zustimmung des Verla-
ges. Das gilt insbesondere für Vervielfältigungen, Bearbeitungen, Übersetzungen,
Mikroverfilmungen, Auswertungen durch Datenbanken und für die Einspeicherung
und Verarbeitung in elektronische Systeme. Alle Rechte, auch die des auszugsweisen
Nachdrucks, der fotomechanischen Wiedergabe (einschließlich Mikrokopie) sowie
der Auswertung durch Datenbanken oder ähnliche Einrichtungen, vorbehalten.

Impressum:

Copyright © 2012 GRIN Verlag GmbH
Druck und Bindung: Books on Demand GmbH, Norderstedt Germany
ISBN: 978-3-656-83926-2

Dieses Buch bei GRIN:

http://www.grin.com/de/e-book/206005/ungleichheit-und-gesundheit-gesundheit-
und-migration

GRIN - Your knowledge has value

Der GRIN Verlag publiziert seit 1998 wissenschaftliche Arbeiten von Studenten, Hochschullehrern und anderen Akademikern als eBook und gedrucktes Buch. Die Verlagswebsite www.grin.com ist die ideale Plattform zur Veröffentlichung von Hausarbeiten, Abschlussarbeiten, wissenschaftlichen Aufsätzen, Dissertationen und Fachbüchern.

Besuchen Sie uns im Internet:

http://www.grin.com/

http://www.facebook.com/grincom

http://www.twitter.com/grin_com

Tobias Zender

Semester 4

Hausarbeit zum Thema: Ungleichheit und Gesundheit:

Gesundheit und Migration

HTW des Saarlandes, Management und Expertise im Pflege- und Gesundheitswesen (Bachelor),

Lehrveranstaltung: Gesundheitswissenschaften (BAME 455)

1

Inhaltsverzeichnis

1.Einleitung

Die Thematik dieser Hausarbeit befasst sich mit der Auseinandersetzung von Gesundheit und Migration. Sind Migranten häufiger krank? Haben Migranten andere (höhere?) Risikofaktoren als Nicht-Migranten? Diese zentralen Fragestellungen werden sich im Laufe der Hausarbeit herauskristallisieren. Der erste Teil dient zunächst der Begriffsklärung Migration. Bereits hier ergaben sich die ersten Probleme im Rahmen der Ausarbeitung. Wer zählt per Definition als Migrant? Und noch viel wichtiger: Wie lassen sich Migranten überhaupt im Rahmen einer Datenerhebung erfassen? Hier wird auf die aktuelle Datenlage über Migranten in Deutschland eingegangen. Welche Nationen stellen einen Hauptteil der Migranten dar? Es ergeben sich wichtige Unterschiede bezüglich der Datengenerierung. Problematisch für die Datengewinnung sind hier vor allem die Einbürgerung und das Erlangen der deutschen Staatsangehörigkeit von Migranten. Dazu später jedoch mehr. Im Anschluss werden die sozialen Charakteristika der in Deutschland lebenden Migranten skizziert. Nur so lässt sich später ein Zusammenhang zwischen eventuell bestehenden Risikofaktoren für bestimmte Krankheiten herstellen. Innerhalb der sozialen Charakteristika werden im Rahmen dieser Hausarbeit die Faktoren Altersstruktur, Bildung und Erwerbsleben/Wohnsituation unterschieden. Im zweiten Teil dieser Ausarbeitung werden dann en Detail die gesundheitlichen Unterschiede von Migranten und deutschen Staatsbürgern beschrieben. Welche Krankheiten treten bei Migranten besonders oft auf? Haben Migranten für bestimmte Erkrankungen höhere Risikofaktoren? Hier wird auch speziell auf die gesundheitlichen Unterschiede von Kindern eingegangen. Bei Erkrankungen im Erwachsenenalter stehen vor allem Infektionserkrankungen, Berufskrankheiten und Erkrankungen des Herz-Kreislaufsystem im Fokus. Hier werden zunächst die anhand von Studien bewiesenen Unterschiede erläutert um sich dann mit den Ursachen auseinanderzusetzen. Basierend auf verschiedenen Studien werden gezielt gesundheitliche Unterschiede untersucht und analysiert. Abschließend werden die Ergebnisse nochmals zusammengefasst und anhand dieser die zentralen Fragestellungen beantwortet. Im Rahmen dieser Hausarbeit soll aufgezeigt werden, welche Unterschiede zwischen der Gesundheit der deutschen Bevölkerung und der von Migranten bestehen und auf welche (Risiko)Faktoren diese zurückzuführen sind.

2. Begriffsklärung Migration

Zum Einstieg in die Thematik muss sich mit der Begrifflichkeit Migration auseinandergesetzt werden. Zahlreiche (auch unterschiedliche) Definitionen erschweren die Operationalisierung der Datenlage von Migranten. Zunächst eine Definition des Bundesamts für Migration und Flüchtlinge :

„Von Migration spricht man, wenn eine Person ihren Lebensmittelpunkt räumlich verlegt. Von internationaler Migration spricht man dann, wenn dies über Staatsgrenzen hinweg geschieht" (Migrationsbericht 2009, S.14)

Bereits hier ergibt sich eine erste Problematik die sich spätestens in der Datenerhebung zu Migranten zeigt: Es fehlt eine klare, international einheitliche Definition von Migration. So kommt es beispielsweise zu einer geringen Erhebungsdichte bei Migrationsdaten. (Borschers, 2008, S.23)

Beschränken wir uns nun auf die Bundesrepublik Deutschland, bedarf es zunächst einer Betrachtung der in Deutschland lebenden Migranten und wie diese erfasst werden (können).

2.1 Datenlage und Problematik in der Bundesrepublik Deutschland

Die Eingrenzung der Zielgruppe „Migranten" erfolgt in den meisten amtlichen Datensätzen anhand des Merkmals „Staatsangehörigkeit". Diese Erhebung kann bzw.

führt jedoch größtenteils zu nicht zufriedenstellenden Ergebnissen, da hier folgende Aspekte nicht berücksichtigt werden:

- Dier Erfassung von Aussiedlern bzw. Spätaussiedlern ist meist nicht möglich , da diese die häufig die deutsche Staatsangehörigkeit haben und somit nicht als Migranten erfasst werden
- Die Einbürgerungen von in Deutschland lebenden Ausländern und die dadurch erworbene deutsche Staatsangehörigkeit erfassen somit die Gruppe deutsche Staatsangehörige mit Migrationshintergrund nicht.
- Eine andere als eine deutsche Staatsangehörigkeit wider rum bedeutet nicht, das man migriert ist. Beispielsweise sind nicht eingebürgerte Kinder von Migranten, die eine andere Staatsangehörigkeit haben somit eigentlich nicht migriert.

(Razum, 2009, S.1)

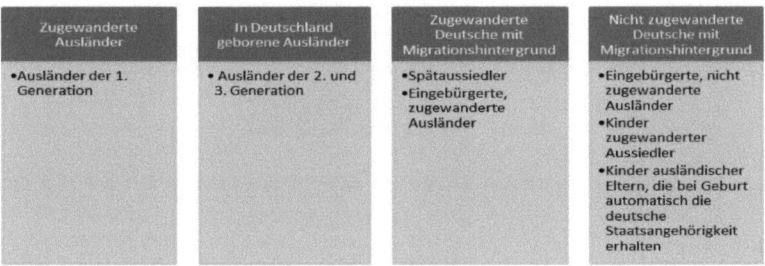

Abbildung 1 Menschen mit Migrationshintergrund (Quelle: Berens et al, 2004, S.8 , Statistisches Bundesamt)

Zur besseren Differenzierung soll oberes Schaubild dienen. Die ersten beiden Gruppen gelten als Ausländer, während die beiden letzten Gruppen als Deutsche mit Migrationshintergrund zu definieren sind. Der Begriff „Deutsche mit Migrationshintergrund" hat sich in den letzten Jahren als Sammelbezeichnung für die Gruppe der

Zuwanderer und deren Nachkommen entwickelt. Über „irreguläre" (ohne Aufent-
haltsrecht in Deutschland lebende) Migranten gibt es keine Datenlage. Schätzungen
belaufen sich auf 840.000. Das entspricht ca. 1% der Gesamtbevölkerung. (Berens
et al, 2005, S.5)

Nach der nun vorgenommenen Differenzierung ergibt sich für die Bundesrepublik
Deutschland folgende Datenlage:

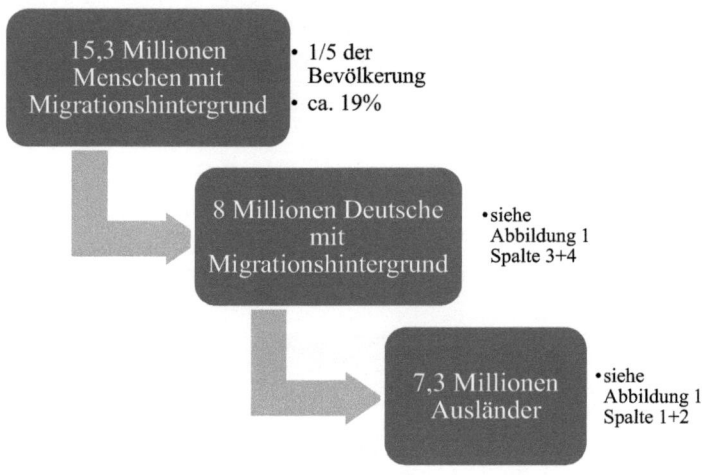

Abbildung 2 Datenlage Migranten in der BRD (Eigenes Werk/ Vgl. Berens et al, 2008, S.5/ Statistisches Bundesamt 2006)

Bevor nun die (vermuteten) gesundheitlichen Unterschiede zwischen Migranten und
der deutschen Bevölkerung aufgezeigt werden, sollen noch kurz die häufigsten Herkunftsländer der Migranten bzw. Ausländer aufgezeigt werden:

In der Gruppe der Ausländer dominieren die mit der türkischen Staatsangehörigkeit
mit ca. 25,8 %. An 2. und 3. Stelle finden sich Italiener (7,9%) und Serben (7,1%)

In der Gruppe der Migranten stehen an 1.Stelle die Polen mit 23,1%, gefolgt von
Deutschen (15,6%) und Türken (4,6%)

(Berens et al, 2008, S.5ff)

6

Da nun die Problematik der Datenerhebung sowie die Definition von Migration und auch die erforderliche Differenzierung und Abgrenzung der Begrifflichkeiten bekannt ist und die aktuelle Datenlage der Migranten aufgezeigt wurde, widmet sich der Hauptteil der Hausarbeit nun den gesundheitlichen Veränderungen bzw. der Analyse verschiedener Studien sowie der Einflussfaktoren und die möglichen Gründe der gesundheitlichen Unterschiede. Die zentralen Fragestellungen dabei sind: Haben Migranten für bestimmte Erkrankungen höhere Risikofaktoren? Gibt es ein anderes Krankheitsspektrum bei Migranten? Sind Migranten häufiger krank?

3. Gesundheit und Migration

Bevor nun eine Auswahl verschiedener Untersuchungsergebnisse zur Thematik Gesundheit und Migration aufgezeigt und analysiert werden, müssen die sozialen Charakteristika der in Deutschland lebenden Migrantengruppen näher betrachtet werden. Nur so sind nachher Zusammenhänge zu den Studienergebnissen zu erkennen und somit besser nachzuvollziehen.

3.1 Soziale Charakteristika von Migranten in Deutschland

Um später Rückschlüsse auf eventuelle Ursachen ziehen zu können, müssen 3 wichtige Faktoren der sozialen Charakteristika der in Deutschland lebenden Migranten beachtet werden:

a) Alters- und Geschlechterstruktur
b) Bildung
c) Erwerbsleben und Wohnsituation

a) Alters- und Geschlechterstruktur

Bevölkerungen mit Migrationshintergrund haben oft eine andere Alters- und Geschlechterstruktur als die Bevölkerung der Herkunftsländer der Zuwanderung (Razum et al, 2008b, S.16)

Während in der Anfangsphase der Arbeitsmigration überwiegend Männer von 20-30 Jahren angeworben wurden, sorgte der Anwerbestopp 1973 und der Verstärkung des Familiennachzuges dafür, dass zunehmend Kinder, Frauen und ältere Angehörige nach Deutschland kamen. (Razum, 2008b, S.16) Auch heute unterscheidet sich die Alters- und Geschlechterstruktur der Migranten von der der deutschen Bevölkerung:

> ➤ In der ausländischen Bevölkerungsgruppe sind Kinder und Jugendliche anteilsmäßig stärker vertreten als in der deutschen Bevölkerung
> ➤ Auch die Altersgruppe der 20-49 Jährigen ist anteilsmäßig bei der ausländischen Bevölkerung höher
> ➤ Um dies mit Zahlen zu verdeutlichen: Währen insgesamt ein Ausländeranteil von 8,9 % für das Jahr 2003 angegeben wurde, lag der Anteil in der Gruppe der Kinder und Jugendlichen über 10 % und in der Gruppe der 25 - 29 Jährigen bei 17,6 %
> ➤ Diese Situation wird sich in den kommen Jahrzehnten jedoch verändern, wenn die jetzt 40-60 Jährigen Ausländer ins Rentenalter kommen und in Deutschland bleiben

(Razum et al, 2008b, S.16)

Beim Thema Alters- und Geschlechterstruktur muss auch auf den sogenannten **Healthy-Migrant-Effect** eingegangen werden. Diesem Effekt widme ich aufgrund seiner Wichtigkeit jedoch einen gesonderten Teil. Dieser ist zu einem bedingt durch die oben erwähnte Alters- und Geschlechterstruktur der in Deutschland lebenden Migranten, zum anderen werden diesem Effekt auch noch andere Einflussgrößen zugeschrieben, die in einem anderen Teil nochmals erläutern werden. Betrachtet wird nun das zweite soziale Charakteristika, welches Unterschiede aufweist, die eventuell eine Erklärung für die später aufgezeigten gesundheitlichen Unterschiede zwischen Migranten und der der deutschen Bevölkerung. Im Folgenden werden die Verschiedenheiten innerhalb der Schul- und Berufsausbildung aufgezeigt.

b) Bildung

Im Bereich Bildung (Schulbildung und Ausbildung) ergibt sich ebenfalls Unterschiede zwischen der deutschen Bevölkerungsgruppe und derer der Migranten:

Bildung

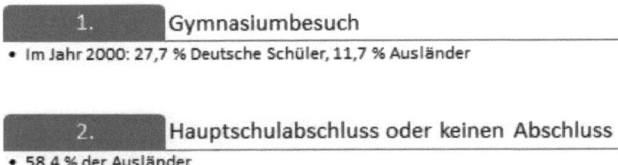

1. Gymnasiumbesuch
- Im Jahr 2000: 27,7 % Deutsche Schüler, 11,7 % Ausländer

2. Hauptschulabschluss oder keinen Abschluss
- 58,4 % der Ausländer
- 29,7 % der Deutschen

3. Ausländische Auszubildende
- 1995: 9,7 % in Westdeutschland
- 2004: 5,6 % in Westdeutschland

Abbildung 3 Schulbildung Deutsche/Ausländer (Eigenes Werk/Quelle: Vgl, Razum, 2008 / Statistisches Bundesamt)

Gab es im Jahr 1995 noch 9.7 % Ausländische Auszubildende, so lag der Wert 2004 nur noch bei 5,6 %. Auch bei der Schulbildung fällt vor allem der Wert von fast 60 % bei Ausländern ohne Abschluss oder mit Hauptschulabschluss ins Auge. Das sind immerhin fast doppelt so viele wie bei der deutschen Bevölkerung (29,7%). (Razum et al,2008b)

Nun wird ein Blick auf die Unterschiede in den Bereichen Wohnsituation und Erwerbsleben bei Migranten und Deutschen geworfen:

c) Erwerbsleben und Wohnsituation

Auch hier zur Verdeutlichung ein Schaubild mit den wichtigsten Ergebnissen des statistischen Bundesamtes :

Erwerbsleben & Wohnsituation

- Erwerbsquote Ausländische Mitbürger (2004) : 51,9 %
- Erwerbsquote Deutsche   (2004) : 49,0%

- Arbeitslosenquote Ausländer   2004 : 20,4 %
- Arbeitslosenquote Deutsche   2004 : 11,7 %

- Armutsrisikoquote Ausländer   2003 : 24 %
                                               1998 : 19,6 %
  → Doppelt so hoch wie bei Deutschen

→ Wohnsituation: Deutsche: 40 m² pro Person
→ Wohnsituation: Ausländer: 25 m² pro Person

Abbildung 4 Erwerbsleben und Wohnsituation bei Ausländern und Deutschen (Eigenes Werk/Quelle: Spallek/Razum,2009, Statistisches Bundesamt)

Vor allem das Armutsrisiko bei Ausländern ist mit 24% doppelt so hoch wie das bei der deutschen Bevölkerung zudem haben Ausländer eine deutlich höhere Arbeitslosenquote. Die Wohnsituation ist bei Deutschen mit 40m² pro Person deutlich besser wie bei Ausländern (25m² pro Person). Zwar ist die Erwerbsquote bei Ausländischen Mitbürgern sogar etwas höher als bei den Deutschen, doch beleuchtet man die Berufsgruppen genauer so finden sich hier die Unterschiede: Ausländer arbeiten öfters in Niedriglohn oder Kurzarbeitsberufen.

Das Aufzeigen dieser Unterschiede in den meiner Meinung nach 3 wichtigsten Bereichen der sozialen Charakteristika soll später dazu beitragen, die aufgezeigten Phä-
nomene in der Gesundheit bzw. Krankheit, plausibler zu machen. Diesen Unterschieden widmen wir uns nun im Hauptteil dieser Hausarbeit.

4. Gesundheit und Migration –Ausgewählte Ergebnisse-

Im Hauptteil dieser Hausarbeit werden ausgewählte Studienergebnisse zu der Thematik Gesundheit und Migration vorgestellt und analysiert. Daraus leitet sich dann
die Zusammenfassung und letztendlich die Beantwortung der Hauptfragestellung ab:
„ Ist die Bevölkerungsgruppe der Migranten häufiger krank als die Bevölkerungsgruppe der Deutschen?" Um die ausgewählten Studienergebnisse greifbarer zu machen werden diese in verschiedene Kategorien eingeteilt. Zu Beginn allerdings werden die allgemeine Morbidität und der Healthy-Migrant-Effect genauer betrachtet:

4.1 Allgemeine Morbidität/Mortalität und Healthy-Migrant-Effect
Im Allgemeinen betrachtet ist der Gesundheitszustand der in Deutschland lebenden
Bevölkerung mit Migrationshintergrund weder besser noch schlechter als der Bevölkerungsgruppe ohne Migrationshintergrund (Knipper et al, 2009, S.35). Auch wenn
die zu betrachtende Gruppe enger gefasst wird, zum Beispiel auf die zahlenmäßig
größten Migrantengruppen in Deutschland, zeigen sich keine signifikanten Unterschiede oder gar negativere Ergebnisse. Im Gegenteil: In vielen Studien wird der
Gesundheitszustand von Migranten im statistischen Mittel sogar als besser beschrieben und die Sterblichkeit im Vergleich als geringer (Knipper et al, 2009, S.35).Eine
von 1998 stammende Studie von Oliver Razum beinhaltete die Hypothese das türkische Mitbürger aufgrund ihres sozioökonomischen Status eine höhere Mortalität
aufweisen. Diese Hypothese wurde in der Studie nicht bestätigt. Dies ist unter ande-
rem auf den sogenannten **Healthy-Migrant-Effect** zurückzuführen (Razum et al,
1998a, S.297ff). Wie und warum tritt dieser Effekt zu Tage? :

➢ Eine Voraussetzung zur Migration ist ein guter Gesundheitszustand. Demzufolge sind es meistens junge und gesunde Menschen, die emigrieren.

➢ Ein wichtiges Merkmal zur Beurteilung von Studienergebnissen spielt vor allem die demographische Struktur der Bevölkerung. So sind Migranten eigentlich nicht „gesünder" sondern die Erkrankten werden schlichtweg aufgrund demographischer und soziologischer Faktoren schlechter erfasst.

➢ Der Healthy-Migrant-Effect nimmt mit Dauer des Aufenthalts in Deutschland ab. Das Erkrankungsrisiko passt sich dann dem der deutschen (bzw. einheimischen) Bevölkerung an.

(Knipper et al, 2009, S.35ff)

Es folgen nun, aufgeteilt in verschiedene Kategorien, eine Auswahl an Studienergebnisse zur Thematik Gesundheit und Migration:

4.2 Herz-Kreislauferkrankungen und deren Risikofaktoren

Zunächst werden Gesundheitsveränderungen und Unterschiede im Bereich Herz-Kreislauferkrankungen betrachtet. Für diese Art von Erkrankungen spielen vor allem die Risikofaktoren eine große Rolle, diese sollen hier zusätzlich miteinbezogen werden. Denn empirische Beweise für eine erhöhte Herzinfarktinzidenz bei Migranten gibt es bisher nicht. Jedoch gibt es in Puncto Risikofaktoren interessante Befunde. Vor allem beim Risikofaktor Adipositas kann man wenn man die Daten genauer betrachtet und auswertet folgende Unterschiede finden (siehe auch Abbildung): Zunächst unterscheidet sich der durchschnittliche BMI (Body-Maß-Index) ausländischer Frauen gegenüber deutscher Frauen nur geringfügig (24,5kg/m² / 24,8kg/m²). Betrachtet man jedoch die Altersgruppe der 65-Jährigen und älter, so ist ein deutlich höherer Anteil an ausländischen Frauen fettleibig. Das entspricht einem BMI von über 30kg/m².

In der Gruppe der ausländischen Frauen von 65 Jahren und älter haben somit 28,1 %
einen BMI von über 30 kg/m² während in der Gruppe der deutschen Frauen von 65
Jahren und älter nur 17,6 % einen BMI von über 30kg/m² haben :

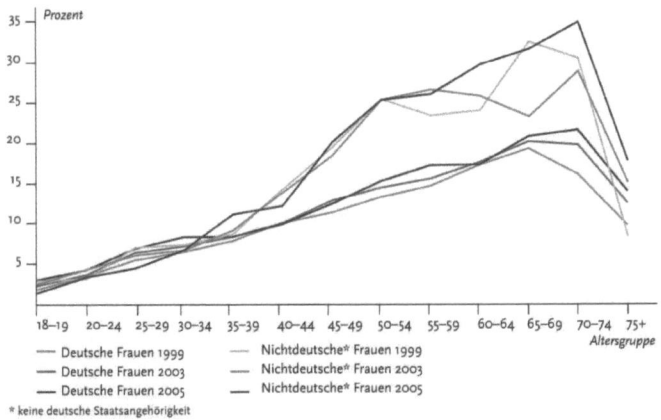

Abbildung 5 Anteil adipöser Frauen (Adipositas=BMI > 30kg/m²) nach Alter und Staatsangehörigkeit 1999,2003 und 2005
(Quelle: Razum,O.,2008, Migration und Gesundheit, Datengrundlage: Mikrozensus 1999,2003 und 2005)

Ein weiterer zentraler Risikofaktor für Herz- Kreislauferkrankungen ist das Rauchen.
Auch hier kann man Unterschiede zwischen Migranten und Deutschen aufzeigen: In
allen Altersgruppen ist der Raucheranteil an ausländischen Männern höher (vergli-
chen mit dem Raucheranteil deutscher Männer). In Zahlen: 36,3 % ausländischer
Männer vs. 27,1% deutscher Männer. Die Zahlen beziehen sich auf das Jahr 2005
(Razum O., Spallek J. (2009), S. 3).

Das sich die eigentlich bei Migranten höheren Risikofaktoren empirisch nicht mit einer höheren Herzinfarktinzidenzrate nachweisen lassen, kann zu einem mit protekti-
ven Faktoren (beispielsweise in der Ernährung) als auch an verzerrten Daten liegen
(Razum O., Spallek J. (2009), S. 3). Bereits im Jahre 1998 wurde die kardiovaskuläre
Mortalität der deutschen Bevölkerung und der türkischen Bevölkerung in einer Studie
von Oliver Razum untersucht. Dabei war die Hypothese, das die Mortalitätsrate bei
den türkischen Mitbürgern im Verlauf der letzten 15 Jahre (die sie in Deutschland

13

leben) angestiegen ist. Dies konnte nicht bestätigt werden. (Razum et al, 1998b, S.334f)

Migration" ein Review der internationalen Literatur veröffentlicht. Dort zu finden sind zahlreiche Zusammenfassungen internationaler Befunde zu Gesundheit und Migration. Auch Herz-Kreislauferkrankungen spielen dort eine große Rolle (McKay et al, 2003).

4.3 Infektionskrankheiten

4.3.1 Tuberkulose

In den Bereich der Infektionskrankheiten fallen vor allem die Erkrankungen Hepatitis, Tuberkulose und HIV. Da viele Migranten aus ärmeren Herkunftsländern stammen, ergeben sich höhere Prävalenzen. Beispielsweise haben Einwanderer aus afrikanischen Ländern eine höhere HIV-Prävalenz, da sie aus einem sogenannten Hochprävalenzland stammen (Razum/Spallek, 2009,S.2). HIV ist gleichzeitig der höchste Risikofaktor für die Erkrankung an einer Tuberkulose. Wirklich relevant ist in diesem Fall vor allem das Tuberkuloseauftreten bei Kindern. Hierzu soll folgendes Schaubild zur besseren Verständnis dienen:

Altersgruppe	Anzahl							Inzidenz
	gesamt	Deutschland	Ausland	unbekannte Staatsangeh.	gesamt	Deutschland	Ausland	Faktor
<5 Jahre	149	97	46	6	4,1	2,8	21,7	7,7
5–9 Jahre	70	30	39	1	1,8	0,8	9,2	10,9
10–14 Jahre	50	25	20	5	1,2	0,6	4,6	7,0
alle	269	152	105	12	2,3	1,3	9,8	7,7

Abbildung 6 Tuberkulose im Kindesalter, Anzahl der Neuerkrankungen (Inzidenz je 100.000), nach Altersgruppe und Staatsangehörigkeit,2004 (Quelle: Robert-Koch-Institut,2006)

Ausländische Staatsbürger bzw. Kinder im Alter von 0-14 Jahre weisen immer eine höhere Inzidenz auf als deutsche Kinder. In der Gruppe der unter 5 Jährigen Kinder ist dieser Unterschied am deutlichsten. Erkranken von 100.000 deutschen Kinder unter 5 Jahren lediglich 2,8, sind es bei den ausländischen Kindern 21,7 von 100.000. Aber auch bei den beiden anderen Altersgruppen erkranken deutlich mehr ausländische Kinder an Hepatitis als deutsche Kinder. Ein weiteres interessantes Detail dieser Studie ergibt sich daraus, dass ein Teil der ausländischen Kinder in Deutschland geboren sind. Das heißt im Umkehrschluss, das auch für die zweite Einwanderungsgeneration ein erhöhtes Krankheitsrisiko auch nach der Migration bestehen bleibt (Razum et al, 2008, S.76).Aber auch im bei Erwachsenen gibt es Unterschiede beim Erkrankungsrisiko. Da Tuberkulose eine meldepflichtige Erkrankung ist, lassen sich aus diesen Daten relativ genaue Inzidenzen bemessen. Zunächst einmal die Tuberkuloseinzidenzen der Deutschen Staatsbürger im Vergleich zu den Inzidenzen der Migranten:

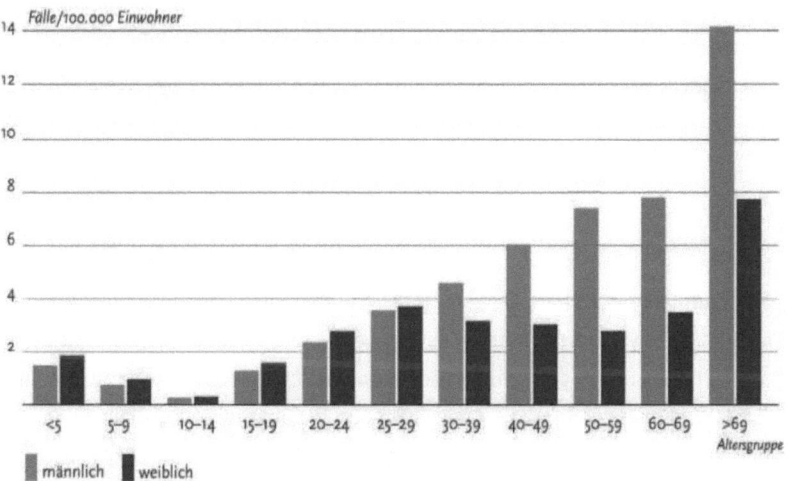

Abbildung 7 Tuberkulose Inzidenz pro 100.000 Einwohner bei deutscher Staatsangehörigkeit (nach Alter und Geschlecht, Jahr 2006, n= 3.442) Quelle: Robert-Koch-Institut, meldepflichtige Erkrankungen, in Razum et al,2008,S.39)

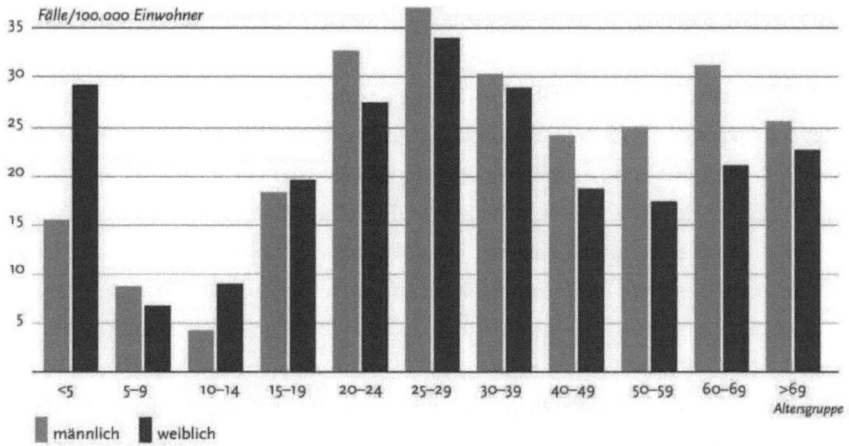

männlich ▮ weiblich

Abbildung 8 Tuberkulose Inzidenz pro 100.000 Einwohner mit ausländischer Staatsbürgerschaft (nach Alter und Geschlecht, Jahr 2006, n=1754) Quelle: Robert-Koch Institut, in Razum et al 2008, S.39)

Insgesamt wurden also (n) 5.402 Tuberkuloserkrankungen registriert. Die Inzidenz
insgesamt betrug somit 6,6/100.000 Einwohner. Betrachtet man die Tuberkuloseinzi-
denz nun differenziert, so ergibt sich eine deutlich höhere Inzidenz bei den ausländischen Staatsangehörigen. Diese haben mit 24,2 neuen Fällen auf 100.000 Einwohner ein rund 5-mal so hohes Risiko an Tuberkulose zu erkranken als ein deutscher
Staatsbürger (Razum et al, 2008b, S.40)

4.3.2 HIV/AIDS

Da die Meldepflicht in Deutschland zu AIDS freiwillig ist, gibt es bei der Datenlage
leichte Einschränkungen. Dennoch werden die gesammelten Daten vom Robert
Koch Institut regelmäßig ausgewertet. Die hier verwendeten Zahlen beziehen sich
auf das Jahr 2006. Schätzungen des Robert-Koch-Instituts zur Folge erkrankten insgesamt 32.500 Menschen an AIDS. Die tatsächlich registrierten AIDS-Fälle in den
Jahren von 2001-2006 verteilten sich auf insgesamt 130 Staatsangehörigkeiten, von
denen 26,1 % nicht deutscher Nationalität waren (Razum et al, 2008,S 40 f). Bei HIV
gilt eine etwas andere Regelung. Seit 1987 gilt in Deutschland eine Labormelde-
pflicht, seit 2001 greift das Infektionsschutzgesetz (§7). Diese Regelungen besagen,
dass die Daten anonym an das Robert-Koch-Institut gemeldet werden müssen. Hier-
bei wird auch das Herkunftsland erhoben und das (mutmaßliche) Land, in der die

16

Infektion erworben wurde. So ergeben sich für die Jahre 2001-2006 ein Anteil von 34,1 % HIV-Infektionen von nichtdeutscher Herkunft (Razum et al, 2008, S.40ff).

4.4 Arbeitsunfälle/Berufskrankheiten und Krankenstand

Weitere interessante Befunde fallen in die Gruppe der Arbeitsunfälle und Krankenstände. Betrachtet man die Auswertung (Arbeitsunfallstatistik) des Bundesministeriums für Arbeit und Sozialordnung, so weist diese auf ein erhöhtes Arbeitsunfallrisiko für ausländische Beschäftigte hin (Razum et al, 2008b, S.47). In den Jahren 1995-200 nehmen die Anteilshäufigkeiten allerdings tendenziell wieder ab. Bei tödlichen Arbeitsunfällen gibt es keine signifikanten Unterschiede zu vermelden (Razum et al, 2008b, S.47). Ein Grund für die häufigeren Arbeitsunfälle wird darin gesehen, dass ausländische Beschäftigte häufig in Berufen arbeiten, bei denen ein erhöhtes Unfallrisiko besteht. Dies ist zum Beispiel im Baugewerbe, in der Landwirtschaft und bei vielen Hilfs- und Nebentätigkeitsarbeiten in der Industrie („gering qualifizierte Tätigkeiten") der Fall. Einzelanalysen von Arbeitsunfällen ergaben, dass häufig eine mangelhafte Verständigung Hauptursache des Unfalls war. Damit ist allerdings nicht nur das reine Sprachverstehen gemeint, sondern auch oft fehlerhafte oder im schlimmsten Falle keine fachmännische Einweisung zur Benutzung de Arbeitsgeräte sowie fehlende Unterrichtung im Umgang mit Gefahrenstoffen. Eine Sonderauswertung der Betriebskrankenkassen vom Jahre 1997 bestätigt, das ausländische Versicherte – und darunter insbesondere türkische Versicherte- eine höhere Arbeitsunfallrate haben als Deutsche (Razum et al, 2008b, S. 48).

In der Sparte Berufskrankheiten sind türkische Beschäftigte überproportional von diesen betroffen. Dazu auch dieses Schaubild:

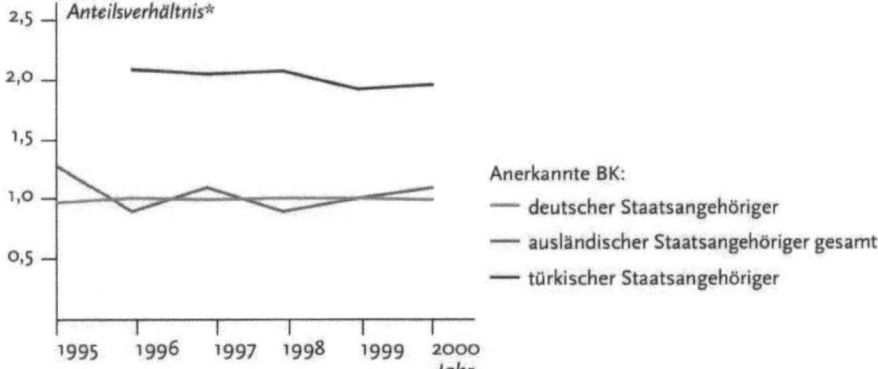

* Anteil der anerkannten Berufskrankheiten einer Bevölkerungsgruppe geteilt durch den Anteil der jeweiligen Bevölkerungsgruppe an den sozialversicherungspflichtig Beschäftigten

Abbildung 9 Anteilsverhältnis der jeweiligen Bevölkerungsgruppe an anerkannten Berufskrankheiten (BK), 1995-2000 (Quelle: Razum et al 2008,S. 49, basierend auf Auswertungen des Bundesministerium für Arbeit und Sozialordnung)

Vor allem türkische Staatsangehörige sind signifikant häufiger von Berufskrankheiten betroffen. Und zwar ungefähr doppelt so oft (Razum et al, 2008b, S. 49). Kommen wir nun zum Vergleich der Krankenstände, basierend auf den Zahlen des Mikrozensus aus den Jahren 1999,2003 und 2005. Die Ergebnisse zeigen, dass die Krankenquote der nichtdeutschen Bevölkerung (sowohl bei Männern als auch bei Frauen) immer unter der der Deutschen Bevölkerung steht (Razum et al, 2008b, S.46).

4.5 Kindergesundheit

Abschließend zu den Studienergebnissen wird nochmals auf die Kindergesundheit eingegangen, da diese wegen Ihrer zahlreichen Ergebnisse höchstrelevant ist, angesichts seiner Komplexität jedoch eine gesonderte Ausarbeitung gewidmet werden müsste. Die Tuberkuloseinzidenzen bei Kindern wurden bereits besprochen, eine Zusammenfassung der relevantesten Ergebnisse soll den Hauptteil der Hausarbeit nun abschließen:

- Ergebnisse zu atopischen Erkrankungen (Allergien,Asthma,Neurodermitis) - basierend auf den Daten der KiGGS- belegen eine signifikant seltenere Diag-

18

nosestellung von atopischen Erkrankungen bei Kindern mit Migrationshintergrund gegenüber von deutschen Kindern (17,7% / 23,9%)
(Schlaud et al,2007, S.701ff)

- In der WHO-Jugendgesundheitsstudie wurden in der Kategorie Schmerzen
Kopfschmerzen, Bauchschmerzen und Rückenschmerzen erfasst. In diesen 3
Bereichen hatten Kinder und Jugendliche mit ein- oder beidseitigem Migrationshintergrund häufiger Schmerzen als Kinder und Jugendlich ohne Migrationshintergrund.

- Beim psychosozialen Wohlbefinden und der Lebenszufriedenheit gab es bei
nur 2 Merkmalen signifikante Unterschiede: Hilflosigkeit und Einsamkeit. Der
Befragung zufolge gaben 10 % der ausländischen Jugendlichen an sehr oft
hilflos, bzw. 8 % sehr oft einsam zu sein. Das ist ein doppelt so hoher Wert
wie bei deutschen Jugendlichen.

(Razum et al, 2008b, S. 84/Schenk et al,2007,S.590ff)

5. Zusammenfassung/Fazit/Eigene Meinung

Sind Migranten häufiger krank? Haben Migranten andere (höhere?) Risikofaktoren
als Nicht-Migranten? Das waren die zum Anfang gestellten Hypothesen bzw. Leitfra-
gen. Die Beantwortung dieser Frage brachte einige Hürden mit sich. Das Migranten
häufiger krank sind, kann so pauschal nicht gesagt geschweige denn belegt werden.
Dazu muss man die verschiedenen Erkrankungsgruppen betrachten. Zentral war
auch die Darstellung der sozialen Charakteristika im ersten Teil dieser Hausarbeit.
Nur so ließen sich Rückschlüsse und Ursachen zu den später dargestellten Ergebnissen ziehen. Zwar weisen Migranten in bestimmten Krankheitsgruppen erhöhte
Risikofaktoren auf, diese hängen jedoch nicht mit der Migration selbst im Zusammenhang, sondern mit den im 1. Teil aufgezeigten Lebensbedingungen von Migranten in Deutschland. Belegbar sind somit vor allem erhöhte Risikofaktoren bei Migranten für bestimmte Erkrankungen, die in der deutschen Bevölkerung seltener gewor-
den sind, wie zum Beispiel Tuberkulose und seltene (erbliche) Stoffwechselerkran-
kungen. Ansonsten gleicht das Krankheitsspektrum überwiegend dem der deutschen

Bevölkerung, wo sich bei den Häufigkeiten jedoch (je nach Herkunftsland und Lebensbedingungen hier in Deutschland) Unterschiede auftun. Ein weiterer, zentraler Faktor für meine persönliche Meinung zur Thematik tat sich bereits bei der Einarbeitung in das Thema auf. Die Datenlage über Migranten in Deutschland erschwert natürlich die korrekte Erhebung und Durchführung von Studien enorm. So bleibt selbst bei den vorliegenden Ergebnissen immer nur der Verweis auf eventuelle Verzerrungen und somit sind selbst die ausgewerteten Ergebnisse immer nur mit Vorsicht zu genießen. Auch der „Healthy-Migrant-Effect" ist in Studien nur äußerst schwierig zu berücksichtigen. Die Beantwortung der zentralen Fragestellung dieser Hausarbeit stützen sich also auf mir zu Verfügung stehenden Auswertungen und Ergebnisse der im Hauptteil erwähnten Studien. Ich möchte zum Abschluss lediglich darauf hinweisen, dass man diese mit Bedacht analysieren und auswerten sollte und immer im Hinterkopf hat, das Faktoren wie der Healthy-Migrant-Effect und die erschwerte Datenlage in Deutschland einen erheblichen Einfluss auf diese Ergebnisse haben. Zusammenfassend lässt sich also sagen dass Ausländische Mitbürger nicht häufiger krank sind sondern dass die Risikofaktoren für verschiedene Erkrankungen höher sind als die der deutschen Bevölkerung. Dies hängt jedoch nicht mit der Migration selbst zusammen, sondern ergibt sich vor allem aus den schlechteren Lebensbedingungen der Ausländischen Bevölkerung hier in Deutschland. Die Komplexität dieses Themas lässt auch im Rahmen dieser Hausarbeit keine detailliertere Aufzeigung aller Ergebnisse zu, sie dient lediglich zur Einführung in die Thematik und stellt die wichtigsten Erkenntnisse zusammenfassend dar.

6. Quellenverzeichnis

Berens E, Spallek J, Razum O (2008): MIGHEALTHNET. Länderbericht Deutschland, zuletzt geprüft am 18.07.2012.

Borschers K (2008): Die Datenlage im Bereich der internationalen Migration. Europa und seine Nachbarregionen. Unter Mitarbeit von Wiebke Breustedt. Hg. v. Bundesamt für Migration und Flüchtlinge. Online verfügbar unter http://www.bamf.de/SharedDocs/Anlagen/DE/Publikationen/WorkingPapers/wp18-internationale-migration.pdf?__blob=publicationFile.

Bundesministerium des Innern (Hg.) (2009): Migrationsbericht 2009. Bundesamt für Migration und Flüchtlinge. Online verfügbar unter http://www.bmi.bund.de/SharedDocs/Downloads/DE/Broschueren/2011/Migrationsbericht_2009_d e.pdf?__blob=publicationFile, zuletzt geprüft am 06.06.2012.

Bundesministerium des Innern (Hg.) (2012): Migrationsbericht 2010. Bundesamt für Migration und Flüchtlinge. Online verfügbar unter http://www.bamf.de/SharedDocs/Anlagen/DE/Publikationen/Migrationsberichte/migrationsbericht-2010.pdf?__blob=publicationFile, zuletzt geprüft am 04.07.2012.

Haas W, Brodhun B, Starker A (2006): Gesundheitsberichterstattung des Bundes. Tuberkulose 2006 (35), zuletzt geprüft am 11.09.2012.

Knipper M, Bilgin Y (2009): Migration und Gesundheit. Sankt Augustin ;, Berlin: Konrad-Adenauer-Stiftung.

Kohls M (2008): Erfassungsfehler, Healthy-Migrant-Effect und andere Schwierigkeiten bei der Analyse der Mortalität von Migranten. Working Paper 15. Hg. v. Bundesamt für Migration und Flüchtlinge. Online verfügbar unter http://www.bamf.de/SharedDocs/Anlagen/DE/Publikationen/WorkingPapers/wp15-healthy-migrant-effekt.pdf?__blob=publicationFile, zuletzt geprüft am 05.09.2012.

Lampert T, Ziese T : Armut, soziale Ungleichheit und Gesundheit. Expertise des Robert Koch-Instituts zum 2.Armuts- und Reichtumsbericht der Bundesregierung. Online verfügbar unter http://ernaehrungsdenkwerkstatt.de/fileadmin/user_upload/EDWText/TextElemente/SES/Armut_un d_Gesundheit_RKI_t_A349.pdf, zuletzt geprüft am 09.05.2012.

McKay L, Macintyre S, Ellaway A (2003): Migration and health. A review of the international literature. Glasgow: MRC Social & Public Health Sciences Unit.

Nygren-Krug H (2003): International migration, health & human rights. Geneva: World Health Organization.

Razum O (2008a): Schwerpunktbericht der Gesundheitsberichterstattung des Bundes Migration und Gesundheit. Online verfügbar unter http://www.rki.de/DE/Content/Gesundheitsmonitoring/Gesundheitsberichterstattung/GBEDownloa dsT/migration.pdf;jsessionid=4688608775CD25E30896599CDDB039AB.2_cid230?__blob=publication File, zuletzt geprüft am 09.05.2012.

Razum O, Spallek J. (2009): Wie gesund sind Migranten? Erkenntnisse und Zusammenhänge am Beispiel der Zuwanderer in Deutschland. In: *focus MIGRATION* (Kurzdossier Nummer 12).

Razum O, Zeeb H. Meesmann U. Schenk L. Bredehorst M. Brzoska P. Dercks T. Glodny S. Menkhaus B. Salman R. Saß A. Ulrich R. (2008b): Migration und Gesundheit. Unter Mitarbeit von Hannelore Neuhauser und Ursula Brucks. Berlin: Robert-Koch-Inst.

Razum O, Zeeb H, Akgun HS et al. (1998a) Low overall mortality of Turkish residents in Germany persists and extends into second generation: merely a healthy migrant effect? Trop Med Int Health3 (4): 297-303

Razum O, Zeeb H, Gerhardus A (1998b) Cardiovascular mortality of Turkish nationals residing in West Germany. Ann Epidemiol 8 (5): 334-341

Schenk L, Ellert U, Neuhauser H (2007) Kinder und Jugendliche mit Migrationshintergrund in Deutschland.Methodische Aspekte im Kinder- und Jugendgesundheitssurvey(KiGGS). Bundesgesundheitsblatt- Gesundheitsforschung - Gesundheitsschutz 50 (5/6): 590-599

Schlaud M, Atzpodien K, Thierfelder W (2007):Allergische Erkrankungen. Ergebnisse aus dem Kinder- und Jugendgesundheitssurvey (KiGGS). Bundesgesundheitsblatt - Gesundheitsforschung- Gesundheitsschutz 50 (5/6): 701-710

Statistisches Bundesamt (Hrsg) (2005) Mikrozensus.Bevölkerung nach Migrationserfahrung und Alter, 2005 (Sonderauswertung). Statistisches Bundesamt,Wiesbaden.

Voges W, Helmert U. Timm A. Müller R. (2004): Soziale Einflussfaktoren von Morbidität und Mortalität. Sonderauswertung von Daten der Gmünder Ersatzkasse. Bremen.

Woellert F (2009): Ungenützte Potenziale. Zur Lage der Integration in Deutschland. Berlin: Stiftung Berlin-Institut für Bevölkerung und Entwicklung.